Claudia Bayerl

Bedienungsanleitung Liebe

Arbeitsbuch

Über 200 Fragen und Übungen
für mehr Liebe in deinem Leben

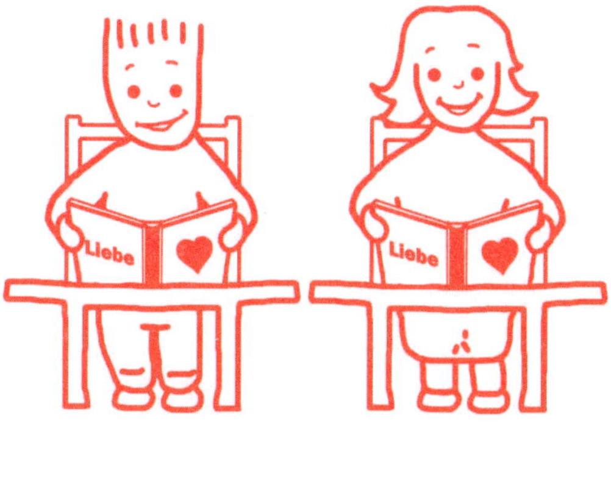

www.bedienungsanleitung-liebe.de
Besuchen und profitieren

Bibliografische Information der Deutschen Bibliothek

In der Deutschen Bibliothek wird diese Publikation in der Deutschen Nationalbibliografie verzeichnet; die bibliografischen Daten sind im Internet abrufbar, unter http://dnb.ddb.de.

1. Auflage 2012

Satz: Textakademie GmbH

Herausgeberin: Claudia Bayerl, Textakademie GmbH

Umschlaggestaltung und Abbildungen: Claudia Bayerl, Textakademie GmbH

Titelbild: © Textakademie GmbH

Motive: Hasan Yüksel, Textakademie GmbH

Printed in Germany

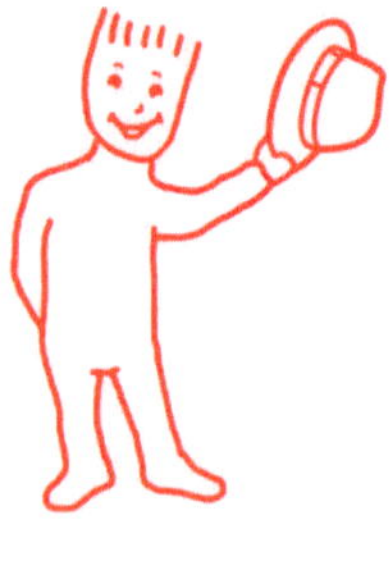

ISBN 978-3-00-040154-1

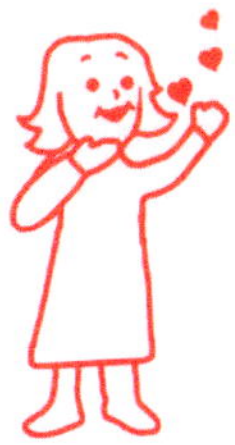

Liebe Leserin, lieber Leser,

schön, dass du dieses Buch in Händen hältst, denn für dich habe ich es geschrieben.

Es ist dein Übungsbuch und wenn du damit arbeitetest, wird es zu etwas ganz Besonderem, denn hier **schreibst du dein eigenes Buch**.
Deshalb gestatte mir auch das persönliche Du, denn es geht hier um dich.

Das Buch „Bedienungsanleitung Liebe" ist der Grundstock mit Tipps und Inhalten. Arbeite parallel mit beiden. Hier werden die Tipps für dich lebendig, denn du **füllst sie mit deinem Leben**.

Nimm dir Zeit und schreibe ehrlich auf, was dir zu den Fragen einfällt. Durch das Schreiben werden dir die Zusammenhänge bewusst. Du entdeckst mehr von dir selbst, erkennst Fehler und lebst mehr Liebe. Du durchläufst durch das Arbeiten automatisch einen Veränderungsprozess.

Nahezu alle **Menschen leiden unter Liebesmangel**. Doch das muss nicht sein. Stell dir vor, jeder liebt mehr. Dann sind wir alle glücklicher und erfüllter. **Jeder ist liebevoller im Umgang** mit dem anderen. Fange du damit an und du wirst erleben, je mehr Liebe du lebst, umso erfüllter und kraftvoller bist du.

Ich wünsche dir von ganzem Herzen:
gutes Gelingen und ganz viel Freude
mit deinem ganz persönlichen Arbeitsbuch
und viel Liebe in deinem Leben.

Deine

Claudia Maria Bayerl

Autorin und Geschäftsführerin der Textakademie GmbH

Tipps für den Umgang mit diesem Buch oder

wie dir das Buch gezielt helfen kann …

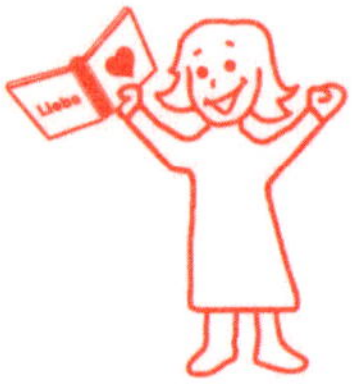

„Bedienungsanleitung Liebe“ lesen

Lies das Hauptwerk aufmerksam und bewusst durch. Suche dir konkret diejenigen Tipps heraus, die dich besonders ansprechen. Mit diesen Tipps geht es dann im Arbeitsbuch weiter zur praktischen Umsetzung.

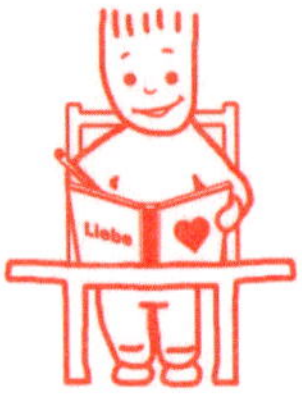

Das Arbeitsbuch

Lege dir das Arbeitsbuch parallel zur „Bedienungsanleitung Liebe“ parat. So kannst du gleich die Fragen und Übungen zu jedem Tipp bearbeiten, der dir gefällt. Sollte dir der Platz für deine Notizen und Zeichnungen nicht ausreichen, dann nimm dir ruhig ein paar Extrablätter dazu. Mein Tipp: Schreibe mit farbigen Stiften in dein Arbeitsbuch.

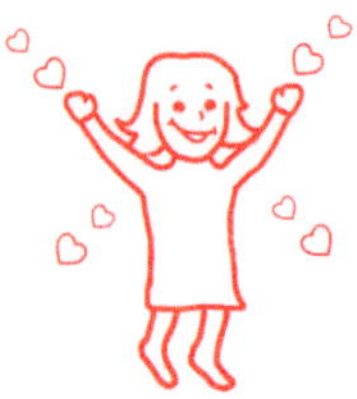

Liebe leben

Jetzt geht‘s los. Du hast viel gelesen und gearbeitet. Liebe wird allerdings erst lebendig, wenn wir sie leben. Setze jetzt auch um, was du dir vornimmst. Verschenke Liebe an dich selbst, jeden Augenblick und dein Umfeld.

In 7 Schritten zu mehr aktiver Liebe in deinem Leben

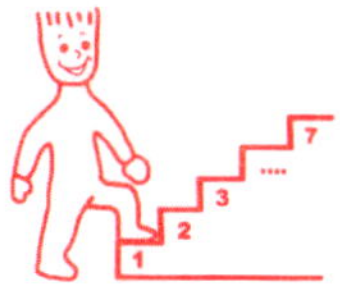

1. Schritt: **Lese**

Lies die Kapitel, die dich interessieren.

2. Schritt: **Wähle aus**

Triff eine Auswahl der Tipps, die dich ansprechen.

3. Schritt: **Schreibe auf**

Beantworte gezielt die Fragen im Arbeitsbuch zu diesen Tipps.

4. Schritt: **Mache dir bewusst**

Denke über die Fragen und dein Geschriebenes nach und reflektiere.

5. Schritt: **Erkenne Fehler**

Decke deine Fehler auf und analysiere sie genau.

6. Schritt: **Entscheide dich**

Entscheide dich aktiv dafür, was du verändern willst.

7. Schritt: **Handle**

Setze deine bewusst getroffenen Entscheidungen aktiv in Handlung um.

… und jetzt nur noch üben, üben, üben.

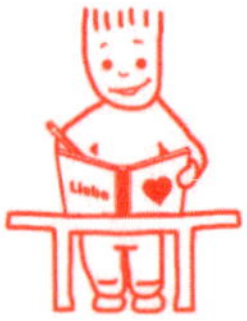

Ein Arbeitsbuch für die Liebe

Wer Liebe vernachlässigt oder sie als selbstverständlich annimmt, wird früher oder später merken, dass sie im Leben verblasst. Das Arbeitsbuch dient dir als Hilfestellung, damit du jeden Tag von der Liebe profitierst.

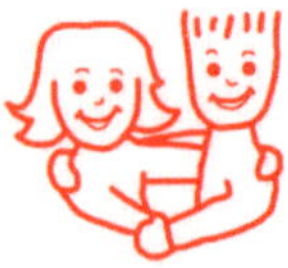

Du-Ansprache

Wir steigen jetzt zusammen in den Arbeitsprozess ein, deshalb verwenden wir hier das persönliche „Du“. Es ist nicht respektlos gemeint, sondern soll dir das Arbeiten erleichtern. Die Titel der Tipps bleiben aber in der Sie-Ansprache wie im Original.

Jetzt wird’s konkret

Das Arbeitbuch ist dein persönlicher Begleiter, abgestimmt auf das Buch „Bedienungsanleitung Liebe“. Für jeden Tipp, den du dort findest, gibt es im Arbeitsbuch passende Fragen und Übungen.

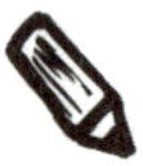

Der Stift signalisiert: Hier gibt es eine Frage für dich, die dir ganz konkret hilft, den Tipp auf deine Situation anzuwenden. Reflektiere, denke über die Frage nach und notiere und/oder zeichne dann deine Ideen auf.

Die Glühbirne liefert dir einen Übungsvorschlag, der auf den Tipp abgestimmt ist. Erst durch gezieltes Üben kannst du Tipps konkret verinnerlichen und deine Gedanken oder Verhaltensmuster zum Positiven verändern.

Das @-Zeichen macht dich darauf aufmerksam, dass auf der Homepage www.bedienungsanleitung-liebe.de noch viele weitere Tipps, Übungen, Anregungen und Beispiele auf dich warten. Schau doch einfach vorbei!

Deine Benutzertipps für dieses Arbeitsbuch:

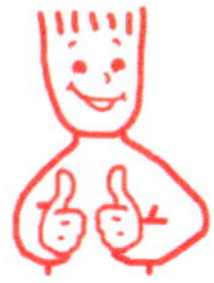

- Sei immer ehrlich bei der Beantwortung der Fragen.
- Öffne dich für die Fragen.
- Lasse deine Gefühle zu.
- Nimm dir genügend Zeit dafür.
- Nutze die Übungen zur Verinnerlichung.
- Verschaffe dir Klarheit über die Realität.
- Schreibe alles auf, was dir einfällt.
- Arbeite mit Farbstiften in deinem Buch und zeichne, wenn du magst.
- Schreibe auf, reflektiere und handle.
- Wichtig:
  Werde aktiv! D. h.: Triff eine Entscheidung, was du in deinem Leben konkret verändern willst und handle danach!

Homepage www.bedienungsanleitung-liebe.de

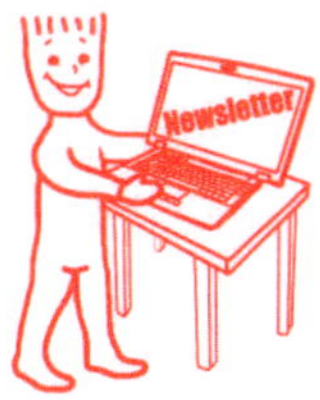

Besuche die Homepage, dort findest du unter „Nützliches" viele weitere Tipps, Checklisten, Übungen und Beispiele.
Login: Ich_liebe

Newsletter „Tipp zur Liebe"

Bestelle dir den Tipp zur Liebe unter www.bedienungsanleitung-liebe.de und du erhältst jeden Monat einen hilfreichen Tipp als Ergänzung zu deinem Buch.

Platz für deine Notizen

Teil 1:

Liebe für den Alltag

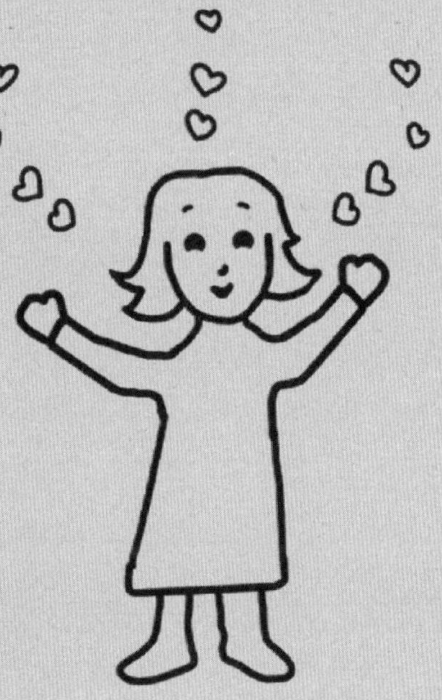

Platz für deine Notizen

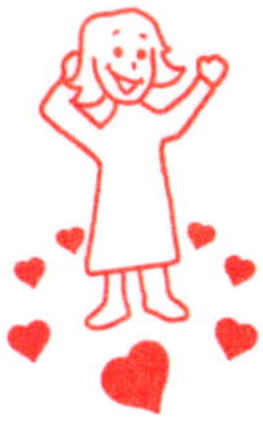

Liebe für den Alltag

Claudia Bayerl

Hast du Ersatzbefriedigungen gewählt und wenn ja, welche?

Füllen sie wirklich die Liebeslücke aus und geben sie dir wirklich die Erfüllung, nach der du dich sehnst?

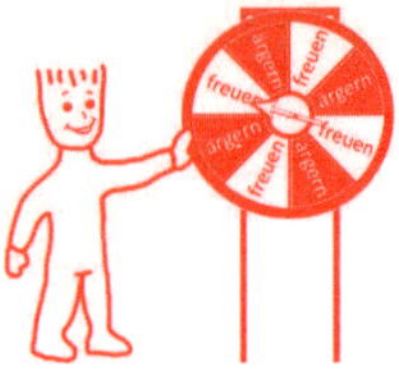

Tipp 1: Freuen Sie sich über Chancen

Ärgerst du dich öfters am Tag über Kleinigkeiten?

Liste auf, über welche Kleinigkeiten du dich in den letzten Tagen geärgert hast.

Willst du das bewusst ändern? Dann halte bei solchen Ereignissen inne, lächle und sage dir: „Es ist jetzt passiert und zum Glück geht es mir gut.“ Nimm die Herausforderungen des Lebens gelassen an.

Tipp 2: Mauern Sie Ihr Herz nicht ein

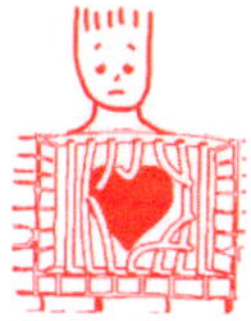

Kennst du den Versuch, dir durch Leistung (Fleiß, brav sein, Gehorsam) Liebe zu „verdienen“?

Schreibe auf, welche Mechanismen bei dir greifen.

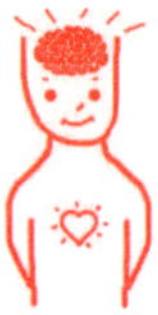

Tipp 3: Verstand und Herz im Gleichgewicht

Bist du eher ein Kopf- oder Herzmensch? Wie schätzt du dich ein?

Wann ist der Verstand aktiv in Sachen Liebe?

Wann ist dein Herz der Ratgeber in Sachen Liebe?

Tipp 4: Fehler lieben und daraus lernen

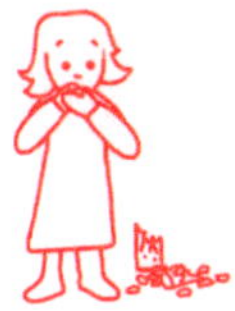

Welche Fehler machst du bei deiner Familie, bei deinen Freunden, in Beziehungen?

Überlege dir, was du aus deinen Fehlern lernen kannst.

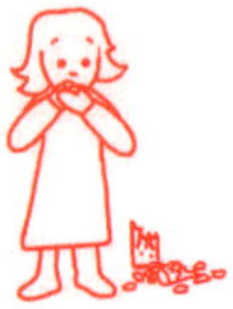

Welche Fehler machst du im Beruf?

Was kannst du aus diesen Fehlern lernen?

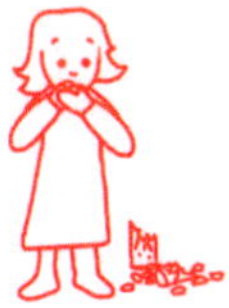

Reflektiere jetzt über deine Notizen. Wie kannst du deine Fehler konkret ändern?

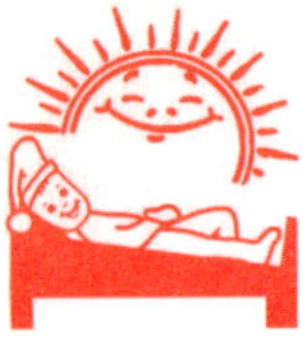

Tipp 5: Morgentraining Lächeln

Stehst du bereits mit einem Lächeln auf?

Willst du den Tag ab jetzt mit einem Lächeln beginnen?

Über was könntest du dich bereits am Morgen freuen?

Wo könntest du überall Erinnerungen anbringen (beispielsweise ein Post-it mit einem Smiley), damit du bewusst lächelst?

Tipp 6: Liebe für jeden Tag

Wen kannst du in die Arme nehmen?

Schaffst du es, dir selbst jeden Tag in der Früh einen wundervollen Tag zu wünschen und zu lächeln?

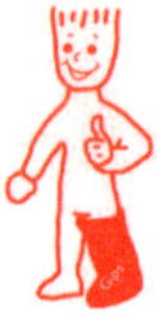

Tipp 7: Akzeptieren, was geschieht

Was von dem, was dir gerade geschieht, fällt dir leicht, zu akzeptieren?

Was fällt dir schwer, zu akzeptieren?

Was kannst du lernen, zu akzeptieren?

Tipp 8: Eigenverantwortung: Schaffe deine eigene Welt

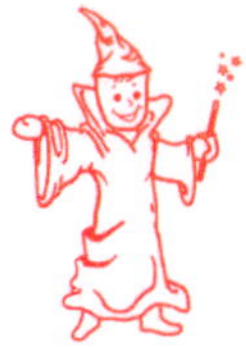

Wo nimmst du konkret Verantwortung an?

Wo fühlst du dich als Opfer? Prüfe, wo du dort Eigenverantwortung üben kannst.

Was stört dich in deinem Leben? Prüfe, was daran in deiner Verantwortung liegt.

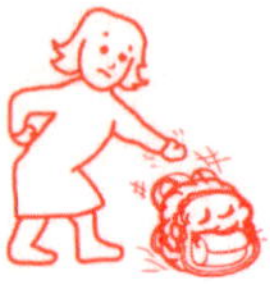

Tipp 9: Loslassen, was man nicht lieben kann

Was kannst du in deinem Leben nicht lieben?

Was tut dir nicht gut?

Was daran kannst du loslassen?

Wie würde es aussehen, wenn du loslässt?

Was hast du für Ängste vor dem Loslassen? Schaue dir diese Ängste genau an und schreibe sie hier auf.

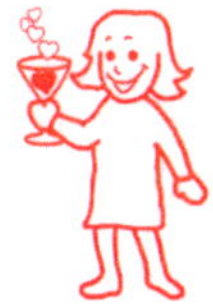

Tipp 10: Lebenselixier Liebe

Erlebst du es auch, dass die Zeit zu schnell vergeht?

Wie viele Tage erlebst du ganz bewusst und mit Liebe?

An wie viele kannst du dich konkret erinnern?

Überwiegt die Anzahl der Tage, die nur an dir vorbeiziehen?

Schenke den Dingen und Personen, die dir täglich begegnen mehr Liebe und Aufmerksamkeit und du wirst sehen, wie bewusst du die Zeit erleben wirst.

Platz für deine Notizen

Liebe deinen Nächsten wie dich selbst

Florian Kolfhaus

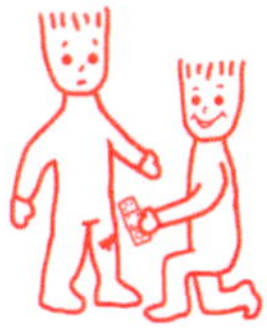

Wo ist dein Nächster?
Liste deine Familie und wichtigsten Freunde konkret mit Namen auf.

Liste deine Nachbarn konkret mit Namen auf.

Liste deine Kollegen konkret mit Namen auf.

Trage daneben ein, wie du ihnen mehr Liebe geben kannst.

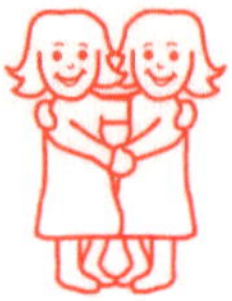

Tipp 1: Den Nächsten lieben wie sich selbst

Wer sind die Menschen, die dir sonst noch täglich regelmäßig begegnen? Liste sie bitte konkret auf:

Wem kannst du davon mehr Liebe entgegenbringen? Und wie?

Tipp 2: Im Doppelbett mit dem Penner von der Ecke?

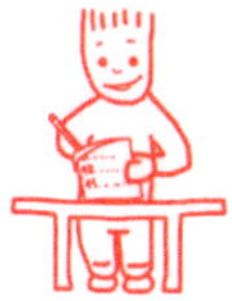

Erstelle eine Wunschliste:
Was macht dich wirklich glücklich und zufrieden?

Was gibt deinem Leben wirklich Sinn?

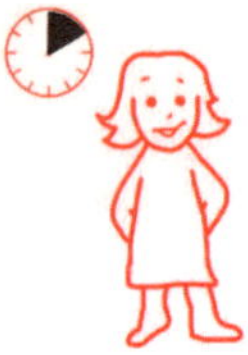

Tipp 3: „Und die Liebe gibt es doch!“

Wen liebst du?

Von wem wirst du geliebt?

Nimm dir täglich zehn Minuten Zeit für Stille mit dir selbst.

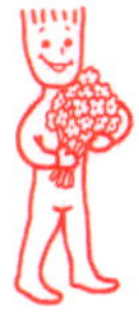

Tipp 4: Wünschen Sie Ihrem Spiegelbild einen schönen Tag

Mit welchen Dingen kannst du dir selbst eine Freude bereiten?

Eine Liste mit Ideen, um sich selbst eine Freude zu bereiten, findest du unter:
www.bedienungsanleitung-liebe.de

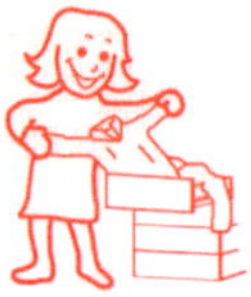

Tipp 5: Was das Gerümpel am Speicher mit Liebe zu tun hat

Wo und was kannst du aufräumen und entrümpeln?
Denke an Keller, Wohnung, Schubläden und Schränke.

Wann willst du damit anfangen? Mache dir einen Zeitplan.

Entrümple dein Leben und dein Herz. Wo hast du Fehler gemacht?

Wie kannst du diese bereuen und um Verzeihung bitten?

Tipp 6: Herzmuskeltraining

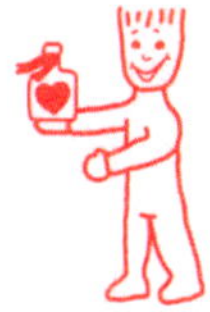

Wenn du anderen von Herzen Gutes wünschst, profitierst du auch selbst.
Was kannst du Menschen, die du magst, ganz konkret Gutes wünschen?

Was kannst du Menschen, die du nicht magst, ganz konkret Gutes wünschen?

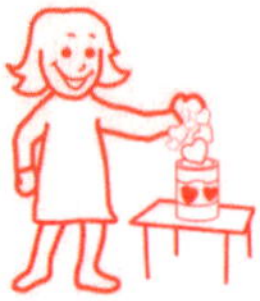

Tipp 7: Geben ist seliger denn Nehmen

Wem kannst du etwas schenken?

Eine Liste mit kleinen Geschenkideen findest du unter:
www.bedienungsanleitung-liebe.de

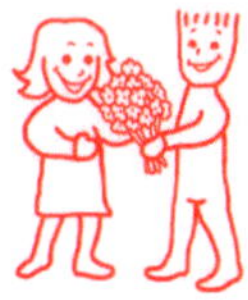

Tipp 8: „Man sieht nur mit dem Herzen gut.“

(Antoine de Saint-Exupéry)

Wie kannst du deinen Mitmenschen helfen, sich selbst zu helfen?

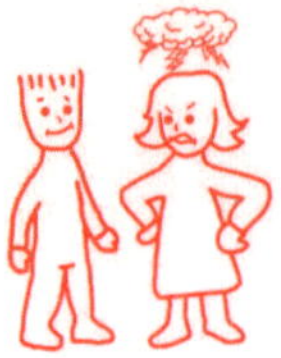

Tipp 9: Keine Angst vor Schwierigkeiten

Wo hast du Streitigkeiten oder Konflikte mit anderen?

Wie kannst du diese lösen?

Tipp 10: Die Saat geht auf

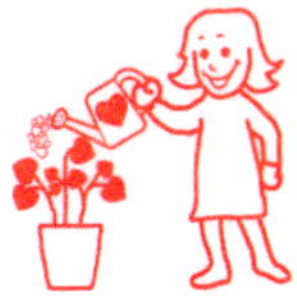

Verschenke deine Liebe an deine Nächsten und notiere, was es dir selbst gebracht hat.

Platz für deine Notizen

Teil 2:
Selbstliebe

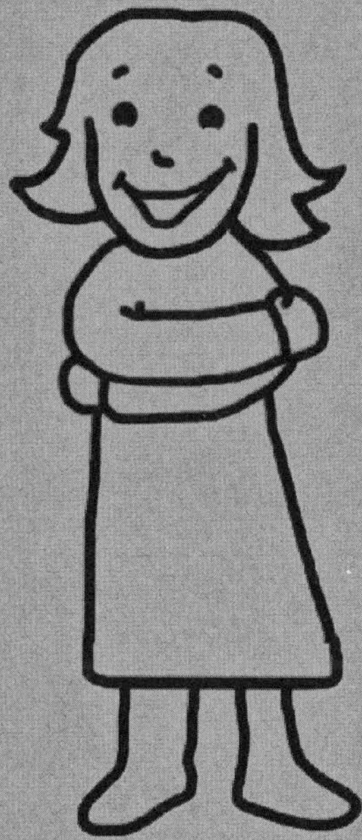

Platz für deine Notizen

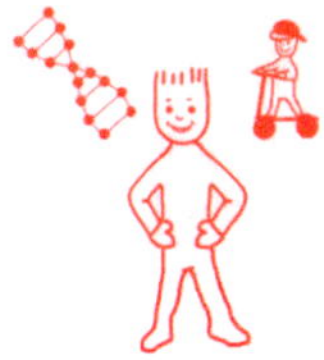

Mit der Selbstliebe fängt alles an ...

Eva-Maria Ruhland

An unserer Selbstliebe können wir immer arbeiten.
Was würdest du gerne an deiner Selbstliebe verbessern?

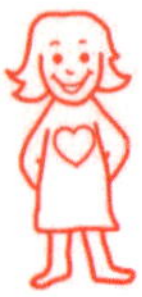

Tipp 1: Alles beginnt und fällt mit Ihrer Einstellung!

Liebst du dich ausreichend? Schreibe auf, was dir dazu einfällt.

Kommt es vor, dass du öfter negativ über dich denkst? Was fällt dir dazu ein?

Bist du bereit zur Veränderung? Schreibe deinen Entschluss konkret auf.

Tipp 2: Schließen Sie Frieden mit Ihrer Vergangenheit

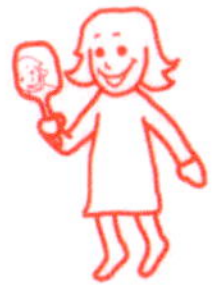

Kennst du den Irrtum: „Wenn ich nur brav genug bin, werde ich geliebt“?
Schreibe auf, was dir dazu konkret einfällt:

Willst du dich selbst mehr lieben?
Dann schreibe diesen Entschluss jetzt konkret hier auf:

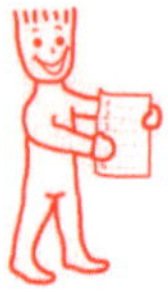

Tipp 3: Schönheit liegt im Auge des Betrachters

Wo liegen deine Stärken?

Was gefällt dir an dir selbst?

Eine Checkliste mit Beispielen findest du unter:
www.bedienungsanleitung-liebe.de

Tipp 4: „Ein Tag ohne Lachen ist ein verlorener Tag."
(Charly Chaplin)

Lächelst du viel? Wie oft am Tag? Warum?

Beginnst du den Tag bereits beim Aufstehen mit einem Lächeln? Willst du das verbessern? Schreibe jetzt ganz konkret auf, dass du mehr lächeln willst, z. B. noch im Bett vor dem Aufstehen, beim Frühstück, auf dem Weg zur Arbeit, während der Arbeit, ...

Eine Checkliste für jeden Tag findest du unter:
www.bedienungsanleitung-liebe.de

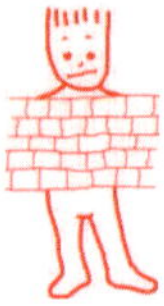

Tipp 5: Reißen Sie Ihre Schutzmauern ein

Hast du Schutzmauern errichtet? Wogegen?

Mache dir bewusst, dass diese Mauern dich auch einkerkern und du dich dadurch von dir selbst isolierst.

Hier findest du Regeln, wie du Schutzmauern erfolgreich abbauen kannst: www.bedienungsanleitung-liebe.de

Tipp 6: Sport!

Treibst du regelmäßig Sport?

Wenn ja, wie oft und was für eine Sportart?

Wenn nein, welchen Sport hast du in deiner Kindheit geliebt?

Welcher passt heute zu dir? Wo und wann kannst du regelmäßig Sport treiben?

Suche dir zwei bis dreimal in der Woche einen festen Zeitpunkt, um Sport zu machen. Gibt es einen Verein, bei dem du dich anmelden kannst? Welcher ist das?

Hier findest du eine Liste mit Sportmöglichkeiten und Tipps, wie du tatsächlich mehr Sport machen kannst: www.bedienungsanleitung-liebe.de

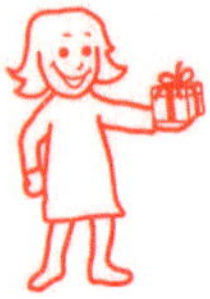

Tipp 7: „Glück ist das Einzige, das sich verdoppelt, wenn man es teilt.“
(Albert Schweitzer)

Wem kannst du Freude schenken?

Wem kannst du ein Lächeln schenken?

Wem kannst du ein „Ich hab dich lieb“ schenken?

Was davon wirst du umsetzen?

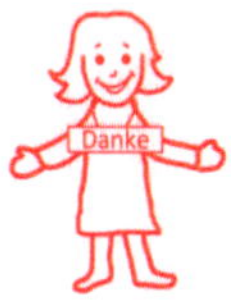

Tipp 8: Dankbarkeit –
oder die Liebe in den alltäglichen Dingen sehen

Wofür kannst du alles dankbar sein?

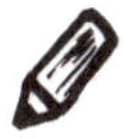

Eine Liste mit Dingen, für die du täglich dankbar sein kannst, findest du unter:
www.bedienungsanleitung-liebe.de

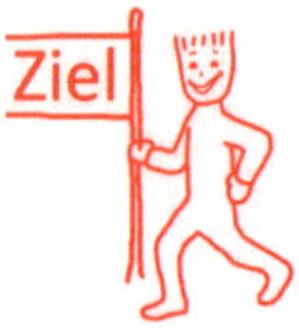

Tipp 9: Ziele setzen

Welche Ziele hast du für dich persönlich?

Welche Ziele hast du beruflich?

Welche Ziele willst du in den nächsten zwei Jahren erreichen?

Tipp 10: Leben passiert in der Gegenwart, nicht in der Zukunft

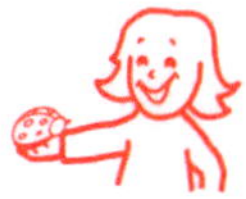

Achtsamkeit kann man trainieren.
Trainiere, achtsam zu sein, indem du dreimal täglich etwas ganz intensiv erlebst.
Schreibe deine Erlebnisse in Stichpunkten auf.

Platz für deine Notizen

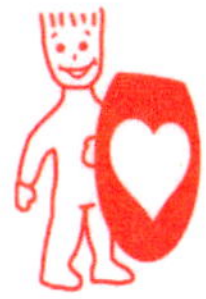

Sich selbst lieben und das innere Kind beschützen

Susanne Hühn

In welche Partnerfallen bist du schon geraten?

- die deine Verletzungen widerspiegeln
- an die du dich liebend klammerst
- denen du dich überlegen fühlst, um Kontrolle zu behalten
- jemand, der nicht für dich verfügbar ist

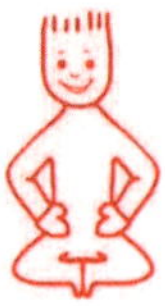

Tipp 1: Nimm dir jeden Tag Zeit für dich selbst und dein inneres Kind

Was hast du als Kind gerne getan? Welchen Sport, welche Hobbys hast du leidenschaftlich ausgeübt?

Was davon könntest du heute wieder machen?

Wie kannst du dir jeden Tag 15 Minuten Zeit nehmen?

Meditierst du bereits? Wenn nein, wo könntest du es lernen?

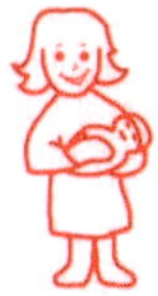

Tipp 2: Schütze dein inneres Kind

Fühlst du dich manchmal ungeschützt?
Reagierst du manchmal unsicher oder unangemessen?
Wo und wann zum Beispiel?

Willst du die Übung machen, dein inneres Kind gedanklich in einen Schutzraum zu führen?
Wie sieht dieser Schutzraum für dich aus?

Wer ist der Schutzengel für dein inneres Kind?

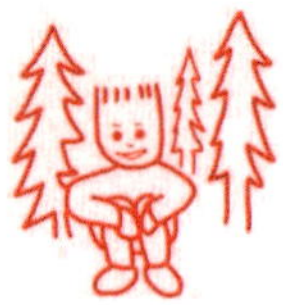

Tipp 3: Erschaffe dir einen Platz der Selbstliebe

Überlege, wie viel du für andere tust und schon getan hast.

Das solltest du dir auch selbst wert sein. Liste hier auf: Was kannst du für dich tun?

Tipp 4: Verschaffe dir Respekt, indem du dich selbst akzeptierst

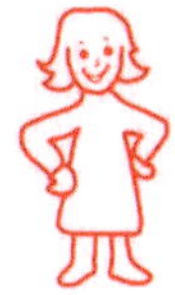

Gibt es Situationen, Menschen, Umstände, die dir nicht gut tun? Welche sind das?

Was kannst du tun, um das zu ändern?

Bist du bereit, diese Situationen, Menschen oder Umstände zu verlassen?

Wie kannst du das angehen?

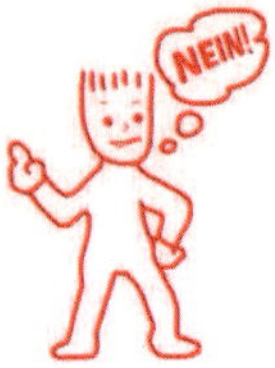

Tipp 5: Lerne, „Nein“ zu sagen und dir selbst treu zu sein

In welchen Situationen hast du „Ja“ gesagt, aber „Nein“ gemeint?

Willst du in Zukunft klarer prüfen, ob du wirklich „Ja“ meinst oder eher „Nein“?

Wie kannst du das ganz konkret umsetzen?

Tipp 6: Lerne genauso, an den den richtigen Stellen „Ja“ zu sagen!

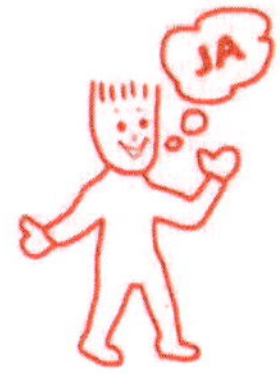

Was machst du von Herzen gerne oder würdest du gerne machen?
Zum Beispiel: spontan tanzen, Malkurs, besondere Spa-Massage …

Eine Liste mit Dingen, die du machen könntest, findest du unter:
www.bedienungsanleitung-liebe.de

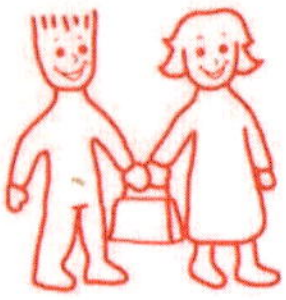

Tipp 7: Lerne, dir Hilfe zu holen

Wo kannst du ganz konkret Hilfe brauchen?

Fällt dir jemand ein, den du um Hilfe bitten könntest?

Wo könntest du professionelle Hilfe bekommen?

Tipp 8: Komm in Frieden mit dir und deinem Leben

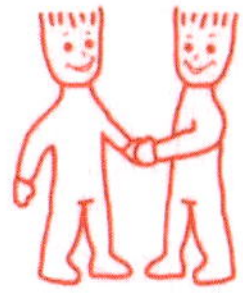

Gibt es Ereignisse, die dich aktuell verletzen oder wütend machen?
Wenn ja, welche?

Mit welchen willst du Frieden finden und dich von dem Schmerz befreien?
Liste genau auf.

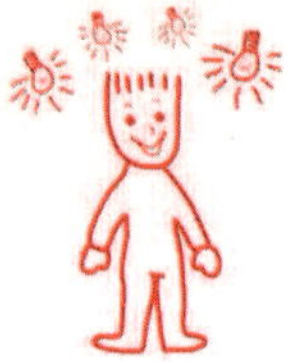

Tipp 9: Mach dir bewusst, dass es DEIN Leben ist

Was entzieht dir Kräfte? Wo geht deine Energie verloren?

Woraus schöpfst du Kraft?

Tipp 10: Lerne zu beten – zu wem oder was auch immer

Bist du bereit, nach innen zu lauschen, um deine eigene Wahrheit herauszufinden?

Kannst du dir vorstellen, zu Gott, zur Natur, zu einem Symbol oder ähnlichem zu beten? Wenn ja, wen oder was stellst du dir vor?

Was bedeutet das für dich?

Platz für deine Notizen

Teil 3:
Partnerschaftsliebe

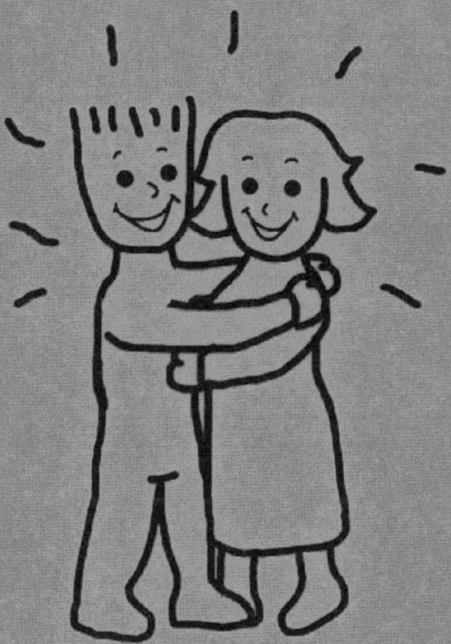

Platz für deine Notizen

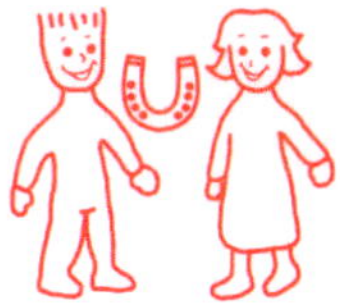

Wie Sie mehr Liebe und Glück in Ihre Beziehung bringen

Irene und Thomas Frei

Liebst du deinen Partner (noch)?

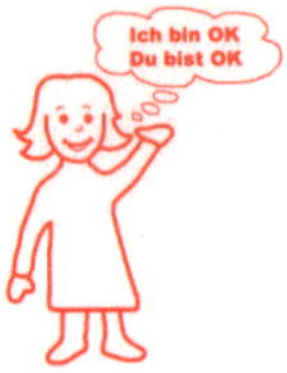

Tipp 1: Das Prinzip der Liebe

Was bedeutet es für dich, bedingungslos zu lieben?

Was und wen kannst du alles bedingungslos lieben?

Liste auf, was deine Schwächen sind.
Versuche, genau diese Schwächen zu lieben.

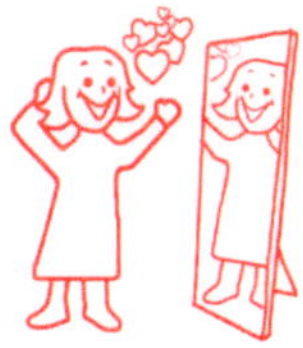

Tipp 2: Selbstliebe

Dein Partner ist dein Spiegel. Wo zeigt er dir, wer du bist?

Wie sieht dein Spiegelbild aus?

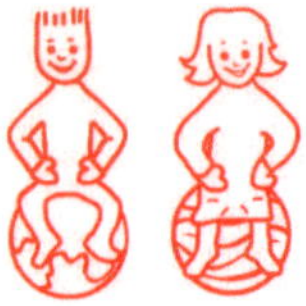

Tipp 3: Kommen Männer vom Mars und Frauen von der Venus?

Welche Gemeinsamkeiten habt ihr?

Welche gemeinsamen Aktivitäten und Hobbys teilt ihr?

Was unterscheidet euch?

Tipp 4: Die Kommunikation

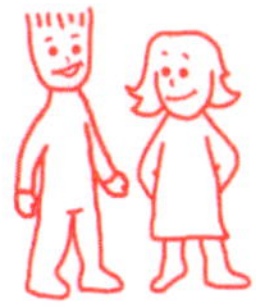

Was verletzt deinen Partner?

Was verletzt dich?

Wie fühlt sich dein Partner in der Partnerschaft?

Wie fühlst du dich in der Partnerschaft?

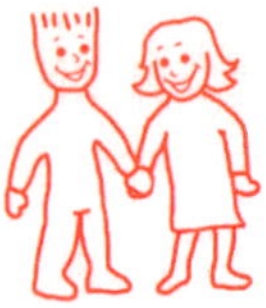

Tipp 5: Konflikte lösen durch richtige Kommunikation

Führt ihr regelmäßige Partnergespräche?

Sind du und dein Partner bereit, regelmäßige Beziehungsgespräche zu führen?

Vereinbart feste Termine und befolgt die Kommunikationsregeln.
Wie hat es geklappt?

Wir haben Beispiele und Tipps für dich zusammengestellt.
Diese findest du unter: www.bedienungsanleitung-liebe.de

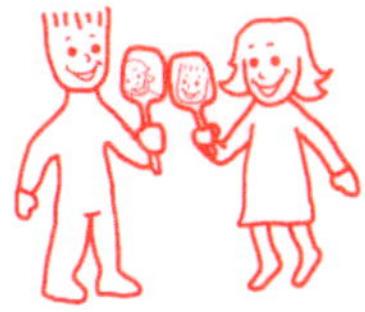

Tipp 6: Spiegel erkennen in einer Beziehung

Was will dein Partner dir mit seinem Spiegelbild zeigen?

Was spiegelst du deinem Partner wider?

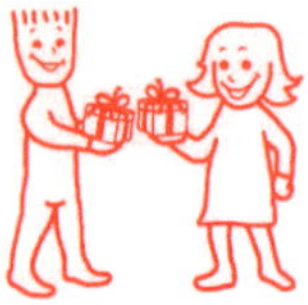

Tipp 7: Geben und Nehmen

Was gibst du deinem Partner?

Was gibt dein Partner dir?

Wer gibt mehr?

Wie könnt ihr eine Balance schaffen?

Tipp 8: Gleichgewicht zwischen Nähe und Distanz

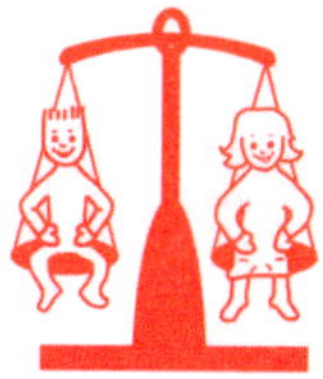

Wie viel Nähe brauchst du?

Wie viel Nähe braucht dein Partner?

Wie viel Distanz brauchst du?

Wie viel Distanz braucht dein Partner?

Wie könnt ihr eine Übereinstimmung schaffen?

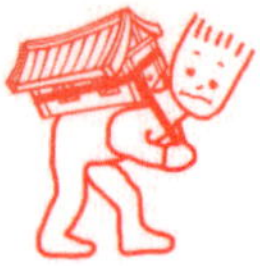

Tipp 9: Konflikte und Krisen

Habt ihr Konflikte in eurer Partnerschaft?
Liste sie sachlich auf.

Nehmt euch einen Konflikt vor und sprecht miteinander darüber.
Kopiert die Kommunikationsregeln aus Tipp 5 zweimal und beachtet diese.

Hilfestellungen findest du unter: www.bedienungsanleitung-liebe.de

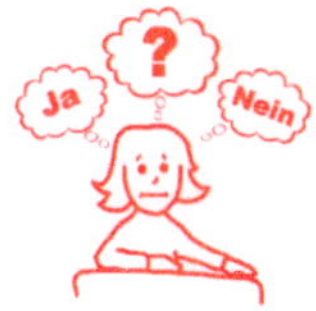

Tipp 10: Die drei Verhaltensweisen in einer Beziehung

Trennung, Resignation, Heilung:
Was glaubst du, welcher der drei Wege für eure Beziehung am ehesten in Frage kommt?

Welche anderen Möglichkeiten könntest du dir vorstellen?

Welchen der Wege würdest du dir wünschen? Rede mit deinem Partner darüber, ob ihr gemeinsam an dieser Lösung arbeiten könnt.

Platz für deine Notizen

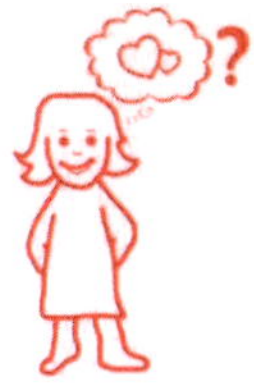

Unterwegs im Haus der Liebe …
Zehn Räume, in denen Sie die Liebe erfahren

Ulrike und Alexander Tourneur

Was hast du für Erwartungen an eine Partnerschaft?

Tipp 1: Lernen Sie sich selbst kennen und lieben!

Beschreibe dich bitte selbst:
Kannst du dich so annehmen und akzeptieren?
Übe es.

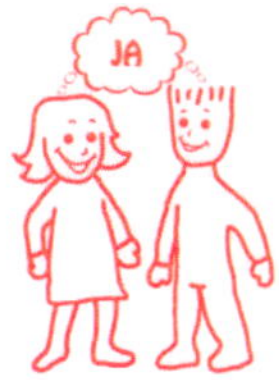

Tipp 2: Sagen Sie JA!

Kannst du zu deiner Beziehung verbindlich JA sagen?

Was lässt dich zögern oder sicher sein?

Inwieweit und in welcher Hinsicht eröffnen dir diese JAs neue Ansichten und Wege?

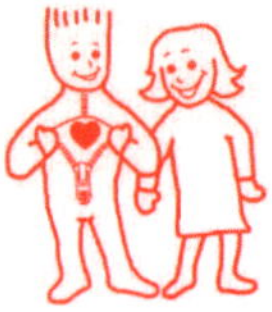

Tipp 3: Bleiben Sie im Gespräch!

Über welche Themen kannst du mit deinem Partner reden?

Und über welche Themen nicht?

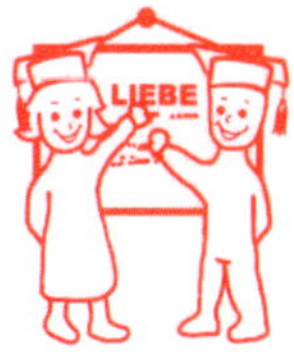

Tipp 4: Lernen Sie voneinander!

Was kannst du von deinem Partner lernen?

Was kann dein Partner von dir lernen?

Tipp 5: Lassen Sie Altes hinter sich!

Prüfe, ob alte Beziehungsmuster deine Partnerschaft belasten. Welche könnten das sein?

Schließe mit alten Beziehungen ab.

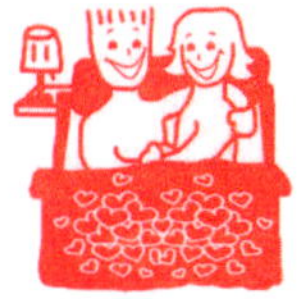

Tipp 6: Bleiben Sie körperlich!

Formuliere deine sexuellen Bedürfnisse.

Kennst du die Bedürfnisse deines Partners?
Welche sind es oder was vermutest du?

Bemühe dich um ein Gespräch über eure Sexualität.

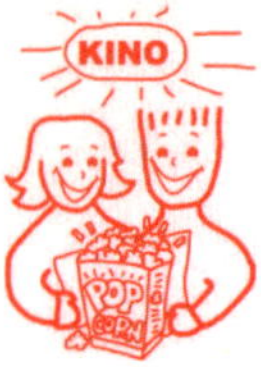

Tipp 7: Lachen Sie gemeinsam!

Wie oft lacht ihr gemeinsam?
Worüber?

Lass deinen humorvollen Charme sprühen. Wie schaffst du es, deinen Partner zum Lachen zu bringen?

Tipp 8: Seien Sie sich ein Zuhause!

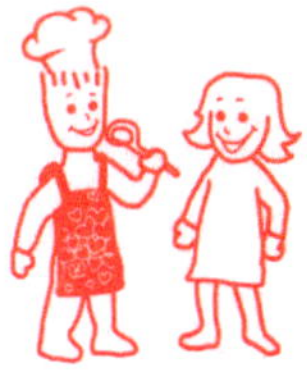

Bist du zuhause bei deinem Partner? Und umgekehrt?

Was kannst du tun, um dieses Zuhause zu stärken?

Sprichst du offen und ehrlich mit deinem Partner über Krisen? Wie kannst du das eventuell verbessern?

Mehr Tipps dazu unter: www.bedienungsanleitung-liebe.de

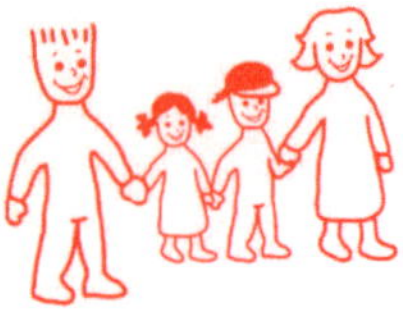

Tipp 9: Haben Sie Kinder?

Habt ihr gemeinsame Zeit konkret eingeplant?

Überlege, ob und wann ihr einen festen Abend in der Woche für euch und eure Partnerschaft einplanen wollt.

Überlege, ob und wann ihr feste, zauberhafte Wochenenden einplanen wollt.

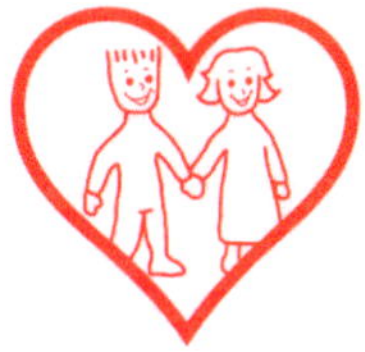

Tipp 10: Lernen Sie das WIR kennen!

Liste auf, wo du mit deinem Partner dieses WIR-Gefühl erlebst.

Fehlt dir das WIR-Gefühl manchmal?
Wann und wo?

Platz für deine Notizen

Teil 4:
Partnersuche

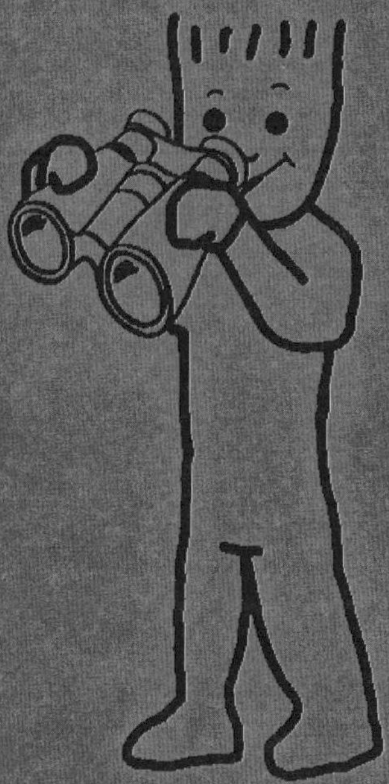

Platz für deine Notizen

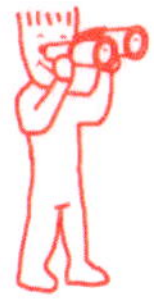

Keine Furcht vor neuen Kontakten

Eric Hegmann

Suchst du einen neuen Partner?

Warum?

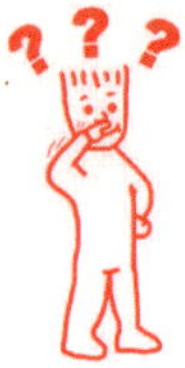

Tipp 1: Finden Sie zunächst sich selbst

Welche Beziehung macht dich glücklich?

Welche Ansprüche hast du an einen Partner?

Welche Aspekte sind dir in einer harmonischen Beziehung wichtig?

Tipp 2: Ihr Beziehungspotential

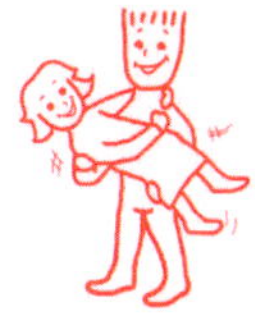

Was willst du selbst in eine Partnerschaft einbringen und investieren?

Bist du bereit für Veränderung und Anpassung?

Tipp 3: Kommunikation ist, was Ihr Gegenüber versteht

Stimmt dein Selbstbild mit dem Fremdbild überein?
Frage auch deine Freunde und vergleiche die Ergebnisse.

Hast du das Gefühl, dass deine Kommunikation richtig verstanden wird?

Mit welcher Haltung und Einstellung gehst du auf neue Menschen zu?

Tipp 4: Die für Sie passenden Kontaktmöglichkeiten finden

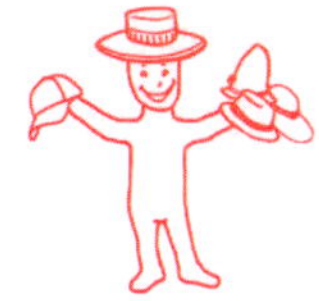

Welche Interessen hast du?

Welche Interessen und Eigenschaften hat dein Wunschpartner?

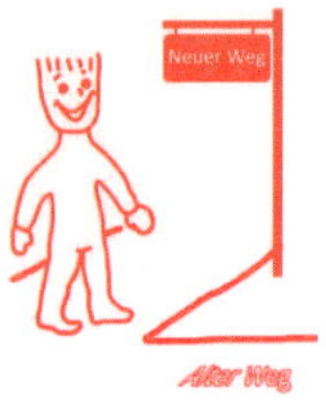

Tipp 5: Durchbrechen Sie Muster

Welche Strategien hast du bislang verfolgt, um jemanden kennen zu lernen?

Waren diese erfolgreich?

Was kannst du daran verbessern?

Welche neue Strategie kannst du wählen?

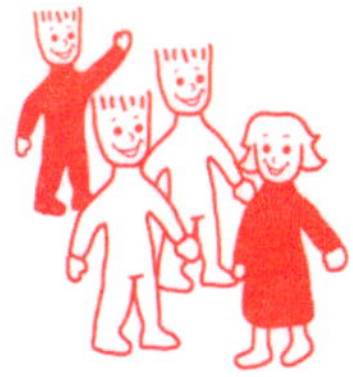

Tipp 6: Seien Sie selbstbewusst

Wie viele Dates hattest du schon?

Wer davon könnte eine gute Bekanntschaft werden?
Wer davon eine liebe Freundin oder ein lieber Freund?

Mit welcher Haltung gehst du an die Partnersuche?

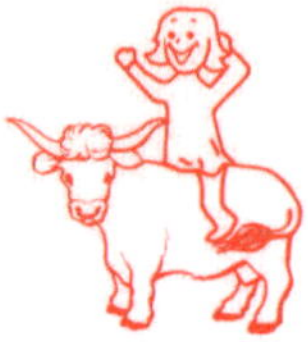

Tipp 7: Suchen Sie aktiv

Was machst du alles, um einen neuen Partner zu finden?

Hast du genug Mut, um auf neue Kontakte zuzugehen?

Wie kannst du das noch verbessern?

Tipp 8: Suchen Sie nicht den perfekten Partner

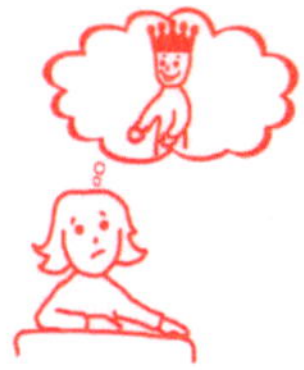

Hast du zu hohe Erwartungen an den Partner? Welche?

Glaubst du noch an die Märchenprinzessin oder den Märchenprinz?

Hältst du dich selbst für eine Traumprinzessin oder einen Traumprinz?

Mache dir täglich bewusst, dass es Mr. und Mrs. Perfect nicht gibt.

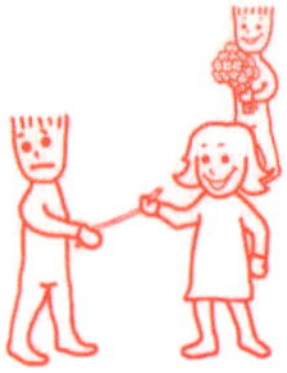

Tipp 9: Von Rückschlägen nicht entmutigen lassen

Trauerst du noch einer alten Beziehung nach? Wem genau?

Klammerst du dich an kleine Zuwendungen wie Strohhalme?

Triff den Entschluss, loszulassen und setze dir dafür ein festes Datum.

Tipp 10: Gönnen Sie sich (und ihm) öfter eine zweite Chance

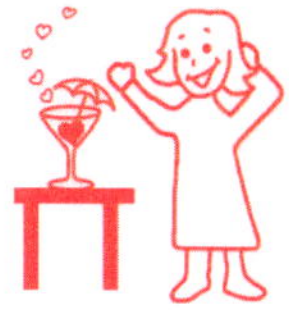

Wartest du auf die Liebe auf den ersten Blick? Warum?

Gib den Menschen, mit denen du dich triffst, eine zweite Chance.

Welcher Typ bist du?

- schicksalsorientierter Single, der auf sexuelle Anziehungskraft und Hormon-Cocktail wartet
- wachstumsorientierter Single, der Vertrauen braucht und zweite Chancen gibt

Platz für deine Notizen

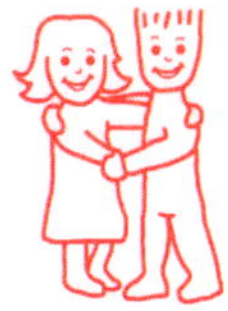

Erfolgskriterien der Partnersuche
Zehn Tipps, wie es bei Ihnen klappt!

Dr. Maren R. Stephan

Hast du den Wunsch nach einer langfristigen Partnerschaft?

Notiere, was du dir darunter vorstellst.

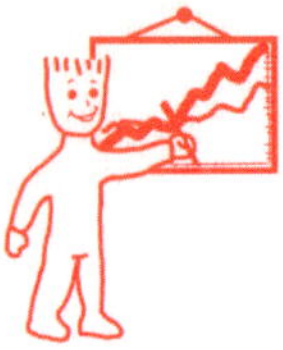

Tipp 1: Starten Sie Ihr Projekt „Partnersuche“

Erstelle deinen persönlichen Projektplan zur Partnersuche. Notiere vorab: Welche Interessen hast du?
Wie viel Zeit und Geld willst du investieren?

Tipp 2: Reflektieren Sie Ihre bisherigen Beziehungserfahrungen

Gibt es wiederkehrende Beziehungsmuster aus deiner Vergangenheit? Welche?

Was waren Unterschiede und Gemeinsamkeiten zwischen deinen ehemaligen Partnern?

Welche Beziehungsdynamik hast du mit deinen bisherigen Partnern gelebt?

Überlege, welche Beziehungsprobleme und Trennungsgründe es gab.

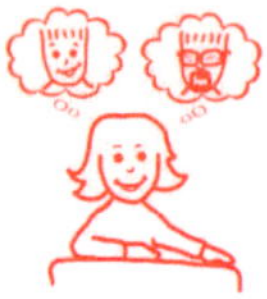

Tipp 3: Finden Sie heraus, was Sie brauchen!

Was fandest du an deinen Partnern besonders positiv? Welche Eigenschaften, Merkmale und Aspekte waren das?

Was hat dir geschadet und nicht gut getan?

Welche Charaktereigenschaften möchtest du bei einem neuen Partner vermeiden und warum?

Tipp 4: Werden Sie sich Ihres eigenen Wertes bewusst!

Was willst du einem neuen Partner bieten?

Von wem kann dieses Angebot geschätzt werden?

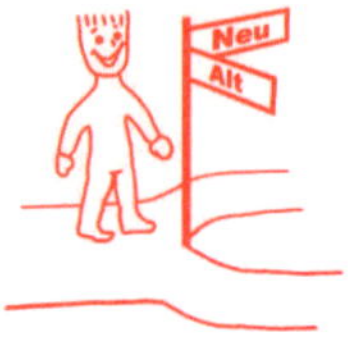

Tipp 5: Gehen Sie neue Wege!

Wo kannst du einen neuen Partner treffen? Wo hält er sich auf?
Eher Fußballverein oder Opernfreund? Eher Sportler oder Hobbykoch?

Liste auf, in welchen Vereinen du sie oder ihn treffen könntest und wo auch du dich wohlfühlst.

Eine Liste mit Möglichkeiten, wo du einen neuen Partner treffen kannst, findest du hier: www.bedienungsanleitung-liebe.de

Tipp 6: Handeln Sie!

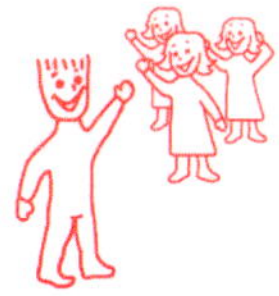

Hast du ein Problem, dich auf Nähe in einer Beziehung einzulassen?

Dann prüfe folgende Punkte:
Hast du Angst vor erneuter Verletzung oder Zurückweisung? Beschreibe deine Angst.

Denkst du, du wirst nicht ausreichend geliebt und dass du es nicht wert bist, geliebt zu werden?

Fürchtest du, dass eine neue Bindung deine Individualität gefährdet und deine Anliegen übergehen könnte?

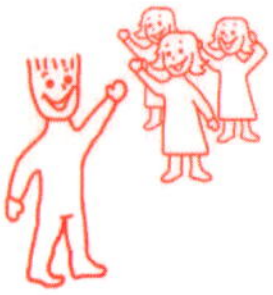

Falls ja, dann mache bitte diese Übung:
Reflektiere deine Ängste, indem du sie hier notierst. Mache deine Befürchtungen für dich transparent und schreibe sie konkret auf.
Analysiere, woher sie kommen und werde dir klar darüber, dass deine Ängste dich einsperren und dein Liebesglück verhindern.

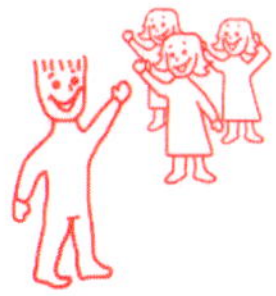

Werde dir jetzt klar darüber, dass deine Ängste mit deinen negativen Erlebnissen zu tun haben und nicht mit deiner Person.

Liste auf, welche negativen Erfahrungen du gemacht hast oder welche verletzenden Worte jemand zu dir gesagt hat. Sind sie wirklich wahr?

Noch mehr konkrete Hilfestellungen findest du unter:
www.bedienungsanleitung-liebe.de

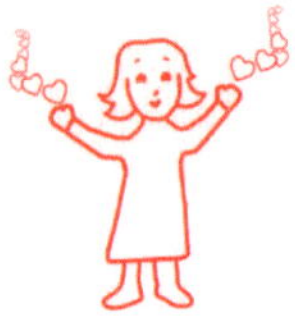

Tipp 7: Üben Sie!

Mit wem könntest du dich verabreden, um Smalltalk zu führen und das Flirten zu üben?

Mit wem kannst du dich verabreden, wenn es ernster werden darf?

Tipp 8: Riskieren Sie!

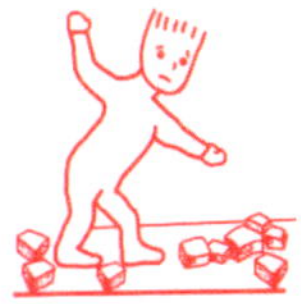

Hast du unbewusste Ängste vor Ablehnung? Prüfe das genau und mache sie dir bewusst.

Triff für dich die Entscheidung, mutiger zu werden und notiere sie schriftlich.

Entspanne deine Erwartungshaltung. Suche bei Kontakten auch neue Bekanntschaften und schreibe deine Erfolge auf.

Trainiere, locker und entspannt auf Menschen zuzugehen. Freue dich über neue Begegnungen und Chancen. Nicht jeder Flirt kann in einer Beziehung enden.

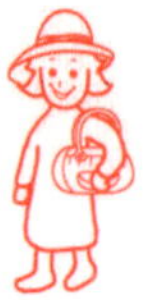

Tipp 9: Tun Sie sich etwas Gutes!

Was könntest du dir Gutes tun, damit du dich gut fühlst und toll findest? Liste hier auf:

Eine Liste mit Dingen, die du für dich tun kannst, findest du hier: www.bedienungsanleitung-liebe.de

Tipp 10: Stellen Sie sich dem Leben!

Gehst du positiv auf Menschen zu?

Nimm dir vor, jeden Tag mit einem Lächeln und positiv auf die Menschen zuzugehen. Schreibe auf, wie es klappt.

Platz für deine Notizen

Teil 5:
Liebeskummer

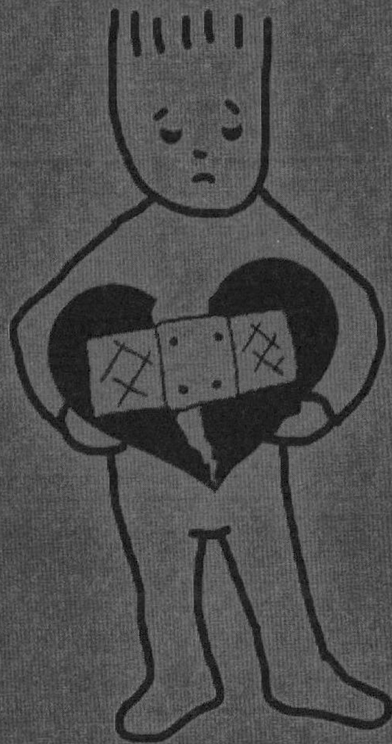

Platz für deine Notizen

Wie Liebeskummer zur Selbsterkenntnis führt

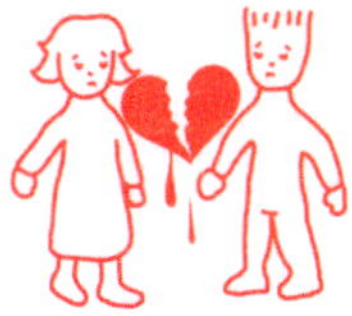

Claudia Bayerl

Hast du gerade Liebeskummer in deiner Beziehung?

Wenn ja, beschreibe deine Gefühle und lasse sie zu.

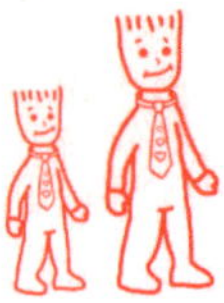

Tipp 1: Kindheits-Schmerz verarbeiten

Welchen Schmerz, welchen Liebeskummer hast du in deiner Kindheit erlebt?

Welche Kindheitserlebnisse belasten dich heute noch?

Haben diese Traumata Auswirkungen auf deine heutige Liebesbeziehung?

Schicke den Menschen, die dich verletzt haben, gute Gedanken.

Tipp 2: Elternbild nicht auf Partner übertragen

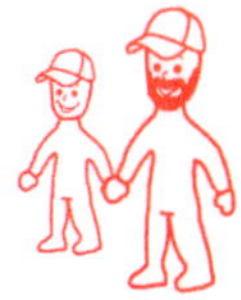

Mache dir klar, woher dein Liebes-Defizit kommt.

Kann dein Partner dir die Liebe geben, die du suchst?

Wurdest du von deinem Vater ausreichend geliebt?

Prüfe, ob du diese Liebe heute in deiner Beziehung suchst.

Wurdest du von deiner Mutter ausreichend geliebt?

Prüfe, ob du diese Liebe heute in deiner Beziehung suchst.

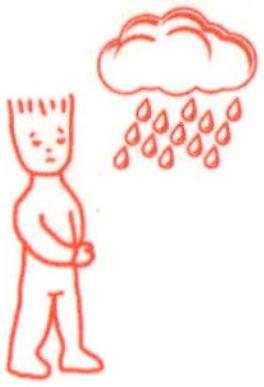

Tipp 3: Nicht alles negativ sehen

Was stört dich so an deinem Partner, dass es dich verletzt?

Mache dir klar, dass dies deine subjektive und vielleicht emotional gefärbte Wahrnehmung ist.
Wie würdest du das Verhalten deines Partners beurteilen, wenn du eine neutrale Bewertung vornimmst?

Nimm einmal Abstand zu deiner Beziehung, um eine neutrale Haltung einnehmen zu können. Fahre z. B. über das Wochenende allein weg. Nutze den Abstand, um dir über deine Gefühle und deine Partnerschaft klar zu werden.

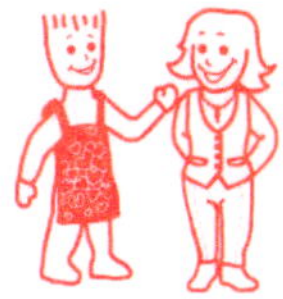

Tipp 4: Rollenvorstellungen klären

Wie siehst du die Rolle der Frau in einer Partnerschaft?

Wie siehst du die Rolle des Mannes in einer Partnerschaft?

Wie sieht dein Partner die Rolle der Frau in einer Partnerschaft?

Wie sieht dein Partner die Rolle des Mannes in einer Partnerschaft?

Habt ihr unterschiedliche Rollenvorstellungen? Besprecht sie miteinander und klärt die Rollenverteilung in eurer Beziehung.

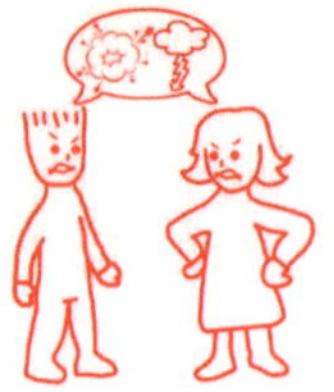

Tipp 5: Klären anstatt streiten

Streitet ihr häufiger, als ihr Probleme sachlich ansprecht?
Liste auf, worüber ihr häufig streitet.

Wie läuft ein Streit in eurer Beziehung ab?

Wie könnt ihr dieses System durchbrechen?

Tipp 6: Genug Zeit füreinander

Hast du das Gefühl, dass dein Partner zu wenig Zeit für dich hat?

Wie sieht das dein Partner?

Mache dir zunächst bewusst: Woran liegt es, dass du und dein Partner keine Zeit füreinander habt?

Überlegt euch, wie ihr mehr Zeit miteinander verbringen könnt.

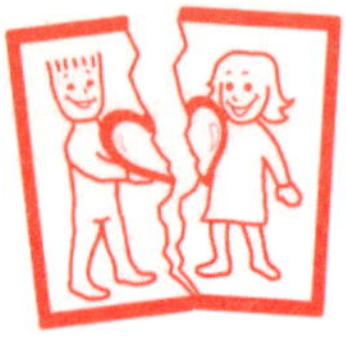

Tipp 7: Fremdgehen – Treue und Vertrauen üben

Kannst du deinem Partner vertrauen? Und kann er auch dir vertrauen?

Wenn nein, warum nicht? Wie könnt ihr das ändern?

Wenn du oder dein Partner bereits fremdgegangen (b)ist, was war der Grund?

Wie könnt ihr das ändern?

Tipp 8: Fernbeziehung – durch Rituale Nähe schaffen

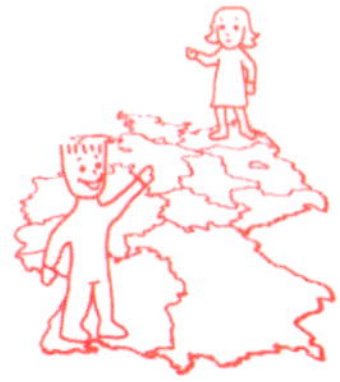

Sucht euch mindestens ein gemeinsames Ritual in der Woche.
Was könnte das sein?

Kannst du dir eine Fernbeziehung auf Dauer vorstellen?

Wie sieht das dein Partner?

Wenn nein: Welche Optionen kommen für euch in Frage, die Situation zu ändern?

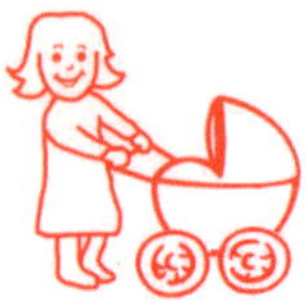

Tipp 9: Kinderglück erleben

Wie verändert euer Kind oder eure Kinder eure Beziehung?

Hast du das Gefühl, dass du des Kindes oder der Kinder wegen zu wenig Aufmerksamkeit von deinem Partner bekommst?

Wenn ja, wie äußert sich das konkret?

Setz dich mit deinem Partner zusammen und sprecht darüber.

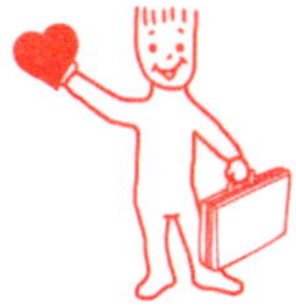

Tipp 10: Partner und Karriere vereinbaren

Ist deinem Partner der Beruf wichtiger als die Beziehung?
Wie äußert sich das?

Was meinst du, sollte dein Partner ändern?

Wie viel Zeit investierst du in deinen Beruf, wie viel in die Partnerschaft?

Kannst du etwas daran ändern?

Platz für deine Notizen

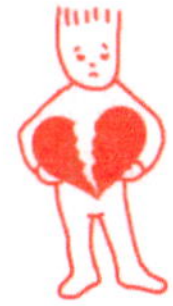

Gebrochenes Herz als Chance

Claudia Bayerl

Häufig verdrängen wir unsere Gefühle im Alltag. Bei Liebeskummer ist das oft aber nicht mehr möglich.
Nutze diese Gefühle, um dir selbst zu begegnen. Beginne mit einer Meditation.

Meditationen zur Selbstfindung findest du unter:
www.bedienungsanleitung-liebe.de

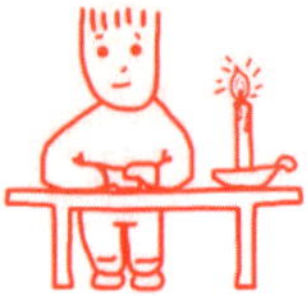

Tipp 1: Akzeptieren Sie Ihre Gefühle

Werde dir deiner Gefühle bewusst. Was empfindest du?

Suche dir anschließend einen ruhigen Platz und zünde eine Kerze an. Sage dir selbst laut: „Ich akzeptiere, dass ich ...“ (setze hier die Gefühle ein, die du oben aufgelistet hast). Wiederhole das mehrmals.

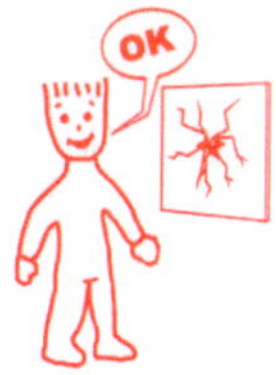

Tipp 2: Akzeptieren Sie, was geschehen ist

Wiederhole die Übung aus Tipp 1, aber sage dir selbst laut: „Ich akzeptiere, dass die Beziehung vorbei ist.“ – „Ich akzeptiere, dass mein Partner gegangen ist.“

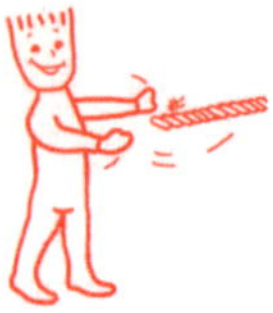

Tipp 3: Lassen Sie den anderen bewusst gehen, lassen Sie los

Loslassen ist eine der schwersten Übungen für den Menschen, führt allerdings zu sich selbst.
Schreibe hier auf, was dir die Beziehung konkret geschenkt hat.

Schreibe deinem Ex-Partner einen Brief mit all den ungesagten Worten, die du ihm noch mitzuteilen hättest. Schicke den Brief nicht ab, sondern behalte ihn.

Tipp 4: Besinnen Sie sich auf sich selbst

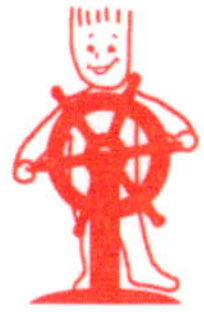

Stelle dich vor einen Spiegel und sage dir selbst laut: „Ich übernehme Verantwortung für mich und mein Leben." – „Ich meistere die Dinge jetzt alleine."
Notiere hier, was du in Zukunft selbst in die Hand nimmst.

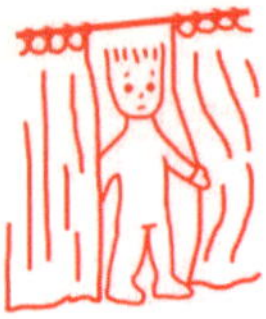

Tipp 5: Reflektieren und prüfen Sie Ihre Ängste

Löst die Trennung Ängste in dir aus? Welche Ängste belasten dich ganz konkret?

Welche davon sind berechtigt, welche nicht?

Hier findest du eine Liste mit Ängsten nach einer Trennung:
www.bedienungsanleitung-liebe.de

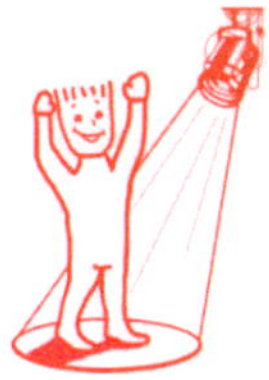

Tipp 6: Stellen Sie sich selbst in den Mittelpunkt

Schreibe auf, was dich ganz konkret an der Trennung und dem Ex-Partner wütend macht.

Liebeskummer ist ein Schlüssel zur Selbstfindung. Nutze diese tiefen Gefühle, um dich selbst zu verstehen. Führe in der nächsten Zeit ein Tagebuch, in dem du deine Gedanken und Gefühle aufschreibst.

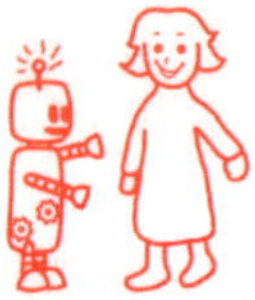

Tipp 7: Vermissen Sie die Person oder die Funktion?

Liste die Dinge auf, die du vermisst. Notiere anschließend, welche der Person und welche der Funktion zuzuordnen sind. Nimm dir Zeit und überlege genau.

Hier findest du eine Liste mit Dingen, die du vermissen kannst und den Unterschieden zwischen Person und Funktion: www.bedienungsanleitung-liebe.de

Tipp 8: Wurden Ihre Wünsche erfüllt?

Was wünschst du dir ganz konkret von einer Beziehung? Was ist dir an einem Partner generell wichtig?

Hat dir die beendete Beziehung das wirklich gegeben? Hat dein Ex-Partner diese Dinge erfüllt?

Erstelle eine Liste mit deinen ganz eigenen Prioritäten in einer Beziehung. Überlege dann, welche du in deiner Ex-Partnerschaft aufgeben musstest und bei welchen du prinzipiell bereit wärst, sie in einer Beziehung ganz oder teilweise aufzugeben und welche eben nicht.

Eine Liste mit möglichen Wünschen an eine Partnerschaft findest du unter: www.bedienungsanleitung-liebe.de

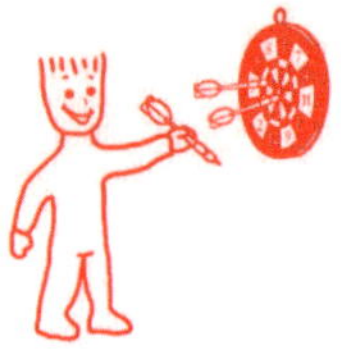

Tipp 9: Setzen Sie sich Ziele

Welche Ziele und Träume hast du für dich ganz persönlich?

Hast du diese vielleicht während der beendeten Beziehung vernachlässigt?

Überlege, welche Ziele du ganz konkret umsetzen möchtest. Erstelle dir einen Zeitplan und setze deine Ziele um.

Tipp 10: Suchen Sie sich Menschen, die Ähnliches durchmachen

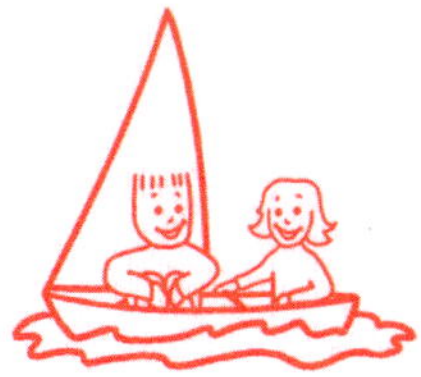

Gibt es Menschen in deinem Umfeld, die Ähnliches durchmachen oder durchgemacht haben? Welche Menschen sind das?

Wo kannst du Menschen finden, die mit dir im gleichen Boot sitzen?

Überlege, wie ihr euch gegenseitig aus der Liebeskummer-Situation heraushelfen könnt.

Ein Selbsthilfe-Forum zum Gefühlsaustausch mit anderen Betroffenen findest du unter: www.bedienungsanleitung-liebe.de

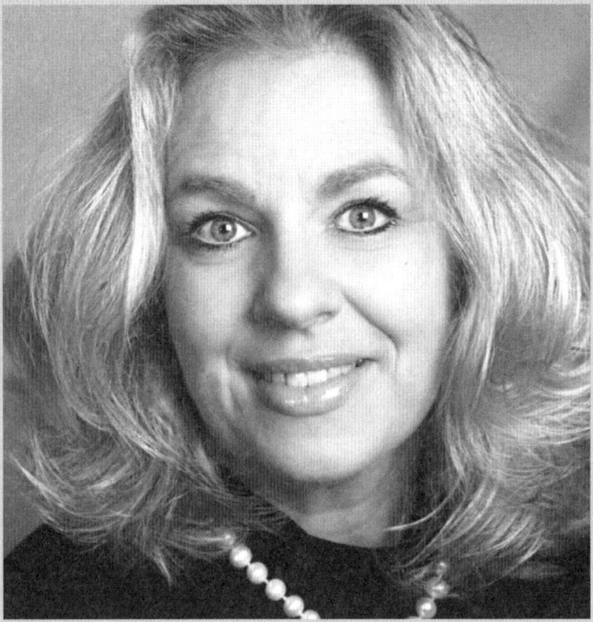

Die Autorin

Claudia Bayerl

Claudia Maria Bayerl ist Geschäftsführerin der Textakademie GmbH in Augsburg und Gründerin des Instituts für Kreativitätstechniken.

Mit diesem Buch erfüllt sie sich einen Herzenswunsch. Schon seit vielen Jahren schreibt sie über die Liebe. Aufgrund ihrer Lebenserfahrung ist sie zu dem Schluss gekommen, dass nur die Liebe zu einem erfüllten Leben führt.

Die Betriebswirtin ist seit über 20 Jahren als Unternehmerin tätig und gibt Seminare zum Thema Texten und Kreativitätstechniken.
Als Journalistin und Autorin hat sie bereits zahlreiche Werke publiziert.

Nützliches

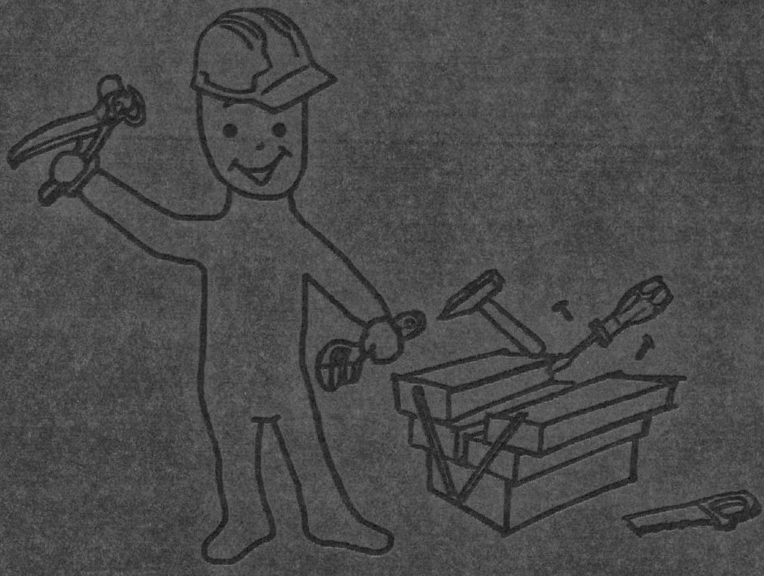

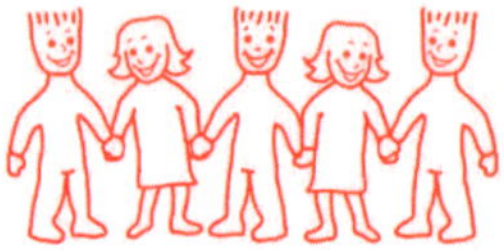

Das Redaktionsteam

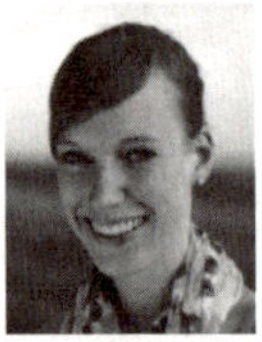

Eva-Maria Ruhland

Sie hat ihr Studium an der Universität Regensburg in Germanistik, Spanisch und Kulturwissenschaften erfolgreich abgeschlossen. Ihr Interesse für Sprache und Psychologie kommt in ihrem Artikel zum Ausdruck.

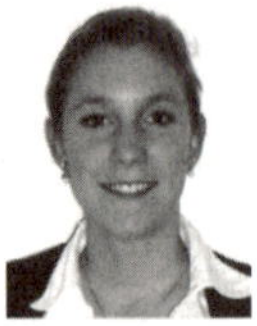

Janika Rehmann

Sie hat ihr Studium an der Universität Tübingen in Soziologie und Germanistik erfolgreich abgeschlossen. Ihre Leidenschaft gilt der deutschen Literatur und dem Verfassen von Texten aller Art.

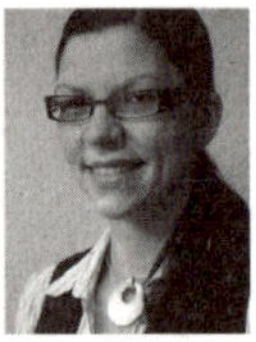

Elisabeth Jung

Sie studiert Theater- und Medienwissenschaft und Germanistik an der Universität Erlangen-Nürnberg. Ihr dadurch erworbenes Wissen wendet sie gekonnt bei allen Projekten der Textakademie an.

Motive:

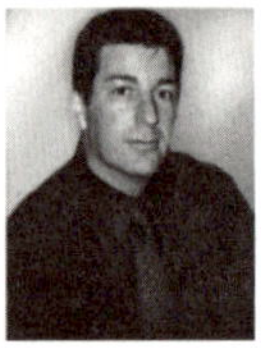

Hasan Yüksel

Er ist Fachinformatiker bei der Textakademie GmbH. Als Spezialist für IT-Fragen und als erfahrener Grafiker ist er bei der Textakademie sehr gefragt. Alle lieben seine Zeichnungen.

Du kannst das Redaktionsteam kontaktieren unter:
www.bedienungsanleitung-liebe.de

„Es ist ein schöner Brauch, wer Geschenke bekommt, bedankt sich auch.“

(Zitat frei nach Wilhelm Busch)

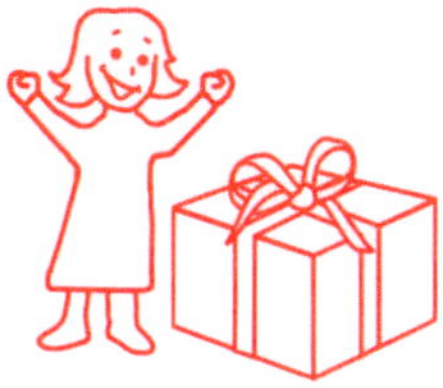

Ich sage Danke:
Dem Leben, für die vielen guten und schwierigen, aber dafür lehrreichen Erfahrungen.
Den vielen Menschen, die mir Liebe geschenkt haben, manchmal nur mit einem Lächeln zur rechten Zeit. Meiner Familie für die Liebe.
Danke den Menschen, die mir Steine in den Weg gelegt haben. Ich durfte lernen, mich zu bücken und die Steine für mich zu nutzen.

Mein Dank gilt dem Redaktionsteam, das so tolle Arbeit leistet und mit dem ich so viel Freude hatte, dieses Buch zu schreiben. Ihr seid klasse.
Nur einige Namen: Tobias Schlegel, Eva-Maria Ruhland, Janika Rehmann, Elisabeth Jung und Dominik Wellenhofer.

Danke an die lieben Menschen in meiner Nähe, insbesondere:
meiner Tante Stella Fried, Winnie Bayerl, Martin Schaller und Markus Kuster für Hilfe, Liebe und Gespräche.

Dem lieben Hasan Yüksel einen herzlichen Dank für über 200 Zeichenfiguren.
Mit jeder hat er uns erfreut und unsere Bücher lebendig gemacht.

Ich danke dir, dass du dieses Buch in Händen hältst und vielleicht für dich nutzt.
Denn wir haben es für dich geschrieben.
Wir alle, ich, das Redaktionsteam und die Autoren, wollen, dass du ganz viel Freude damit hast.

Alles Liebe
Deine

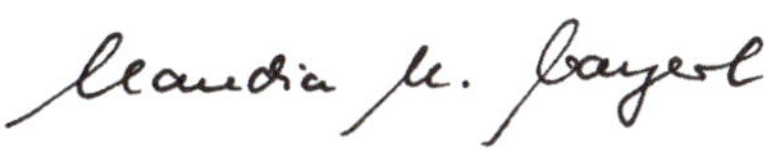

Claudia Maria Bayerl

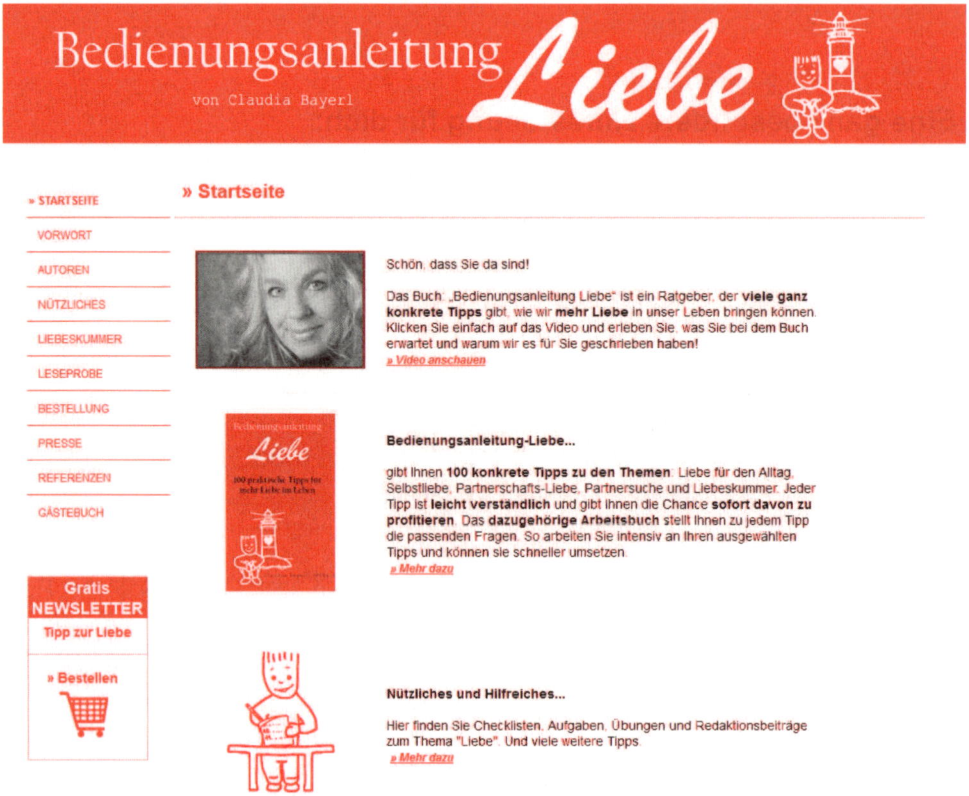
Bedienungsanleitung Liebe
von Claudia Bayerl
» STARTSEITE
VORWORT
AUTOREN
NÜTZLICHES
LIEBESKUMMER
LESEPROBE
BESTELLUNG
PRESSE
REFERENZEN
GÄSTEBUCH
Gratis NEWSLETTER
Tipp zur Liebe
» Bestellen
» Startseite
Schön, dass Sie da sind!
Das Buch „Bedienungsanleitung Liebe“ ist ein Ratgeber, der viele ganz konkrete Tipps gibt, wie wir mehr Liebe in unser Leben bringen können. Klicken Sie einfach auf das Video und erleben Sie, was Sie bei dem Buch erwartet und warum wir es für Sie geschrieben haben!
» Video anschauen
Liebe
Bedienungsanleitung-Liebe...
gibt Ihnen 100 konkrete Tipps zu den Themen: Liebe für den Alltag, Selbstliebe, Partnerschafts-Liebe, Partnersuche und Liebeskummer. Jeder Tipp ist leicht verständlich und gibt Ihnen die Chance sofort davon zu profitieren. Das dazugehörige Arbeitsbuch stellt Ihnen zu jedem Tipp die passenden Fragen. So arbeiten Sie intensiv an Ihren ausgewählten Tipps und können sie schneller umsetzen.
» Mehr dazu
Nützliches und Hilfreiches...
Hier finden Sie Checklisten, Aufgaben, Übungen und Redaktionsbeiträge zum Thema "Liebe". Und viele weitere Tipps.
» Mehr dazu

Homepage www.bedienungsanleitung-liebe.de

Mit der Homepage bleibst du in ständiger Verbindung zum Thema Liebe.
Mit dem Login Ich_liebe findest du unter „Nützliches“ eine Liebeswerkstatt mit vielen konkreten Hilfestellungen u. a.:

- **Checklisten**, Aufgaben und Übungen.
- **Der Tipp zur Liebe**: Bestelle den monatlichen Newsletter mit Tipps zum Thema Liebe. Damit deine Bedienungsanleitung ständig wächst.
- **Redaktionsbeiträge** zum Thema Liebe.
- **Gästebuch**: Teile uns mit, welche Tipps dich besonders ansprechen und wie dir „Bedienungsanleitung Liebe“ im Alltag weiterhelfen konnte.
- **Liebeskummer-Forum**: Hier kannst du dich mit einem Pseudonym anmelden und mit Gleichgesinnten über die Herausforderungen der Liebe sprechen.

Newsletter „Tipp zur Liebe“

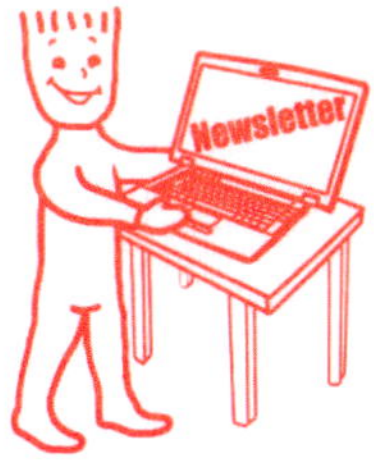

Eine ganz besondere Hilfestellung für dich:

Der Tipp zur Liebe

Die Anmeldung zum Newsletter ist **kostenlos**! Du erhältst **jeden Monat** einen Tipp zur Liebe, einen schönen Spruch oder Übungsanweisungen ganz bequem **per E-Mail**. Damit deine „Bedienungsanleitung Liebe“ **immer weiter wächst** und du immer weiter davon profitierst.

Und so geht's:

1. Besuche uns auf der Homepage:
   www.bedienungsanleitung-liebe.de
2. Dann klicke auf „Newsletter“.
3. Dort kannst du ganz einfach den Newsletter abonnieren, indem du deine E-Mail-Adresse einträgst und den Auftrag bestätigst.
   Wir wünschen dir ganz viel Freude damit und freuen uns auf dich.

Facebook

Besuche uns auf Facebook unter www.facebook.com/bedienungsanleitung.liebe und werde Fan. Dort findest du u. a.:

- regelmäßig Tipps und Informationen zum Thema Liebe,
- aktuelle Nachrichten vom Redaktionsteam,
- viele Motive zum Thema Liebe,
- Muster für Liebesbriefe,
- viele Gleichgesinnte,
- Sonderpreise und vieles Mehr.

TEXT AKADEMIE

Praxisseminare – Direktmarketing – Beratung

Partner und Sponsor: Textakademie GmbH

Die Textakademie ist Verleger und Sponsor des Buches „Bedienungsanleitung Liebe“ und des dazugehörigen Arbeitsbuches.

Denken Sie an Ihre Kunden und kommunizieren Sie ihnen zuliebe klar und verständlich.

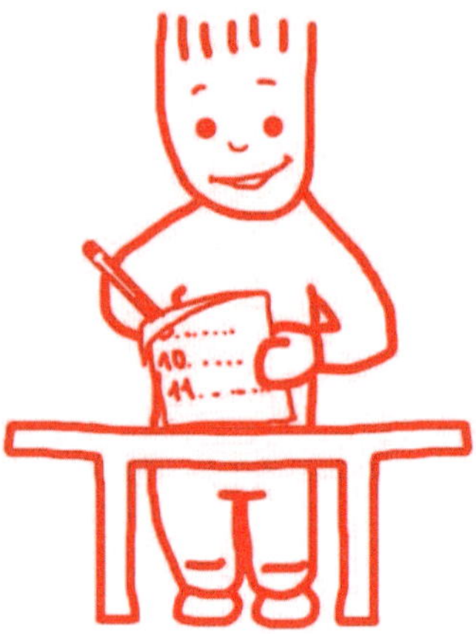

- Sprache begeistert: Sorgen Sie mit Ihren Texten für gute Gefühle.
- Schreiben Sie einfach und direkt – schicken Sie Ihren Leser nicht in unübersichtliche Textwüsten.
- Wenn Ihr Kunde Sie versteht, wird er Ihnen folgen und Ihnen für klare Aussagen danken.
- Wer begeistern will, muss verständlich und präzise formulieren.

Kostenlos für Sie

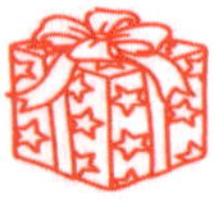

Ganz viel Texterwissen, Tipps und Tricks von Ihrer Autorin Claudia Bayerl finden Sie gratis unter www.textakademie.de.

Einfach vorbeischauen und informieren.
Freuen Sie sich auf viel Text-Know-how.

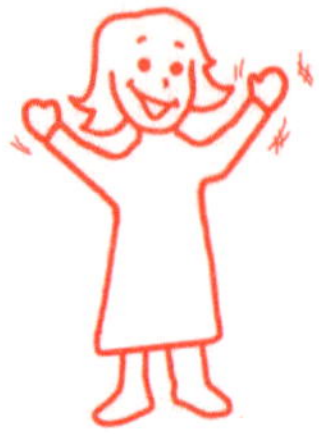

Liebe Leserin, lieber Leser,

du hast viele Fragen beantwortet, überlegt und nachgedacht.
Du schreibst dein eigenes persönliches Buch über dich und ich bin mir sicher, es wird noch weiter wachsen.
Ich hoffe sehr, dass dir das Buch „Bedienungsanleitung Liebe“ Freude bereitet und du von diesem Arbeitsbuch profitierst.

Wir sind einige Zeit gemeinsam gegangen. Du hast dir viele Gedanken zur Liebe gemacht und hoffentlich die Kraft entdeckt, die uns die Liebe gibt, wenn wir sie verschenken.

Ist es nicht wie ein Zauber, der uns beschützt? Vielleicht hast du Lust, mir deine Erfahrungen zu mailen? Dann freue ich mich sehr auf eine Nachricht von dir. Schreibe mir einfach eine E-Mail an: bayerl@bedienungsanleitung-liebe.de.

Mir haben das Buch und Arbeitsbuch so viel an Selbsterkenntnis und Liebe geschenkt, dass wir weiterschreiben. Denn wer sich der Liebe nicht widmet, fällt in alte Gewohnheiten zurück. Wenn du willst, kannst du bald die „Bedienungsanleitung Liebe 2“ lesen; mit neuen Tipps und Aufgaben für dich.

An dieser Stelle wünsche ich dir von Herzen alles Liebe.

Deine

Claudia M. Bayerl

Claudia Maria Bayerl
Autorin und Geschäftsführerin der Textakademie GmbH